MÉMOIRE

SUR LES

CALCULS SALIVAIRES

DU CANAL DE WARTHON,

PAR

M. le Docteur Louis BLIN,

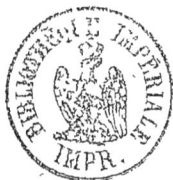

Ancien interne en médecine et en chirurgie des hôpitaux de Paris,
Lauréat de la Faculté de médecine (Ecole pratique, 1er prix, 1851),
Lauréat des hôpitaux (Concours des internes, médailles d'argent, 1853 & 1854),
Membre de la Société anatomique de Paris et de la Société académique
de Saint-Quentin.

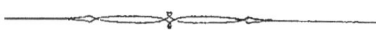

SAINT-QUENTIN.

Imprimerie d'Ad. MOUREAU, Graveur-Lithographe, Grand'Place, n° 7

1858

MÉMOIRE

SUR LES CALCULS SALIVAIRES

du canal de Warthon.

Autrefois connus sous le nom de *Pierres sublin-guales*, les calculs salivaires du canal de Warthon constituent une affection assez rare, et dont les auteurs classiques se sont à peine occupés. Ayant eu l'occasion d'en observer trois cas dans un court espace de temps, j'ai l'intention d'exposer les recherches que j'ai faites sur cette maladie; mon travail s'appuiera non seulement sur les observa tions qui me sont propres, mais aussi sur celles qui ont été publiées récemment dans plusieurs monographies fort importantes. (*)

Avant d'aborder cette étude, je crois devoir donner rapidement un aperçu anatomique et physio logique de *l'appareil salivaire*.

L'appareil salivaire comprend :

(*) DUPARCQUE. Essai nosographique sur les concrétions buccales. *Revue médicale,* 1842.

LECLAIVE. De la Grenouillette. *Thèses de Paris,* 1852.

DE CLOSMADEUC. Recherches historiques sur les calculs sali-vaires. *Thèses de Paris,* 1855.

— DEMOREY. Des calculs de la glande sous maxillaire. *Thèses de Paris,* 1856.

— J. HAKES. De la Grenouillette aigue. Dans *The Liverpool* médico chirurgical journal. January 1858.

— Observations diverses dans les bulletins de la Société anatomique.

— Les Mémoires de la Société de chirurgie, etc.

1°. La *glande parotide*, située entre l'os maxillaire inférieur et le conduit de l'oreille; son canal excréteur, appelé *canal de Sténon,* s'ouvre en dedans de la joue; sur le trajet du canal de Sténon, il existe une petite glande accessoire qui, chez le chien, prend un volume considérable et porte le nom de *glande zygómatique.*

2°. La *glande sous maxillaire,* placée au-dessous de l'os de la mâchoire inférieure; son conduit excréteur, nommé *canal de Warthon,* est situé au-dessous de la langue, et s'ouvre sur les côtés du filet ou *frein* de la langue, par un orifice visible à l'œil nu que les anciens ont appelé *ostiolum umbilicale.*

3°. La *glande sublinguale,* située, comme son nom l'indique, au-dessous de la langue, le long du canal de Warthon; elle verse son produit de sécrétion sur la muqueuse buccale par plusieurs conduits connus sous le nom de *conduits de Rivinus.*

4°. Enfin, *les glandules salivaires,* disséminées en grand nombre sur les parois de la bouche, principalement à la face interne des lèvres, et sur le bord du voile du palais.

On se ferait une fausse idée de la composition et des propriétés des produits de sécrétion des glandes salivaires, si l'on se bornait à étudier les caractères du liquide qui humecte la cavité de la bouche, et que l'on appelle la *salive;* et pourtant, jusque dans ces derniers temps, cette erreur a été commise par les physiologistes. La salive est un liquide complexe, résultant du mélange du mucus buccal avec les produits sécrétoires de chacune des glandes salivaires, et ce mélange a des propriétés tout à fait différentes de celles de chacun de ces produits pris isolément. C'est ainsi que la propriété de transformer l'amidon en sucre, qui appartient à la *salive*, n'appartient nullement aux produits de sécrétion des glandes salivaires, avant leur mé lange avec le mucus buccal.

Il résulte des recherches récentes de M. Claude Bernard : 1°. Que cette propriété chimique de la salive buccale est tout-à fait accessoire, et qu'elle lui est commune avec d'autres liquides de l'écono- mie plus ou moins altérés ; — 2°. Qu'il faut distin- guer plusieurs espèces de salives ; que la salive parotidienne est très-fluide, et paraît n'avoir pas d'autre usage que d'humecter le bol alimentaire ; que la salive de la glande sous maxillaire est épaisse, visqueuse, et que sa sécrétion est en rapport avec l'acte de la gustation ; enfin, que la salive de la glande sublinguale paraît concourir surtout à la déglutition. Ces faits ont été établis par des expériences fort curieuses, que j'ai vu répéter au collége de France, en 1851, par M. Claude Bernard, dont j'étais le prosecteur.

Les analyses chimiques qui ont été faites de la salive sont très-différentes dans leurs résultats; ces différences s'expliquent par la diversité des circons- tances dans lesquelles la salive avait été recueillie.

Quoiqu'il en soit, on a trouvé dans ce liquide une matière organique, des sels de soude, des sels cal caires et notamment du phosphate de chaux. Ces éléments sont en si minime proportion que cent parties de salive, soumises à l'évaporation, ne laissent qu'environ une partie de résidu solide.

Causes des calculs salivaires.

C'est à tort que l'on a attribué la formation des calculs dans les conduits de la salive à une obstruction de ces conduits ; nous verrons, en effet, que le plus souvent cette obstruction n'existe pas.

Une cause très-réelle du développement des calculs salivaires, c'est l'introduction accidentelle d'un corps étranger quelconque dans l'un des conduits excréteurs. Chez les animaux, il paraît que l'on a toujours reconnu pour cause des pierres salivaires un noyau constitué par un corps étranger : poils, balles d'avoine, barbes d'orge, de seigle, etc. Chez l'homme, on a observé des faits semblables ; ainsi, un filet de bois, une arête de poisson, ont pu devenir le noyau d'un calcul salivaire. Dans l'un des faits que j'ai observés, j'ai trouvé, sur l'un des côtés du calcul, un petit corps étranger qui m'a paru avoir été l'origine de la concrétion ; le malade m'a affirmé, du reste, que les premiers symptômes de la maladie s'étaient montrés après avoir mangé du poisson, et il pensait lui même qu'une petite arête avait été le point de départ des accidents qu'il avait ressentis. Ce sont là des faits exceptionnels ; le plus souvent, chez l'homme, les calculs salivaires ne présentent aucune trace de corps étrangers, et la cause de leur développement demeure inconnue.

La composition de la salive sous maxillaire me paraît expliquer pourquoi les calculs sont plus fréquents dans le canal de Warthon que dans les autres canaux excréteurs des glandes salivaires ; en effet, cette salive est beaucoup plus épaisse et plus visqueuse que la salive parotidienne.

Contrairement à ce qui a lieu pour les calculs vésicaux, on ne rencontre pas de calculs salivaires chez les enfants. Toutes les observations citées par les auteurs se rapportent à des personnes âgées de plus de 20 ans. Les hommes sont beaucoup plus sujets que les femmes à cette affection.

Description des calculs et anatomie pathologique.

Les calculs salivaires du canal de Warthon sont ordinairement isolés ; dans quelques cas, ce conduit en contenait plusieurs disposés à la suite les uns des autres en forme de chapelet.

Chez l'homme, leur volume n'est jamais considérable ; les plus gros ne dépassent pas une longueur de 0,03 centimètres, et leur poids n'excède guère trois grammes ; ils sont généralement beaucoup moins volumineux.

Leur forme rappelle à peu près celle des calculs vésicaux ; ils sont d'ordinaire allongés, mamelonnés ou rugueux à leur surface. Leur consistance est assez grande pour qu'ils ne puissent être écrasés sous les doigts; elle augmente encore au contact de l'air. Leur couleur est d'un blanc grisâtre ou jaunâtre.

Si le calcul est assez volumineux pour qu'on puisse en faire la section régulière avec une petite scie, on observe que la coupe présente l'aspect de couches concentriques, comme celle des calculs vésicaux; on constate très-bien cette particularité sur l'un des calculs que j'ai extraits. On a quelquefois trouvé au centre de ces concrétions un corps étranger, comme une arête de poisson, un brin de paille, etc., autour duquel s'était formé un dépôt calcaire.

La composition chimique des calculs salivaires a peu varié; on les a trouvés formés en majeure partie de phosphate de chaux, d'une petite quantité de carbonate de chaux et d'une matière organique; ils contiennent, en un mot, tous les éléments solides ou solidifiables de la salive.

M. Pelouze a ainsi formulé l'analyse d'un calcul salivaire :

Phosphate et carbonate de chaux. . . 75
Matière organique. 25
                                    100

La présence des concrétions dans le canal de Warthon détermine l'inflammation de ce canal, et celle de la glande sous-maxillaire correspondante.

Quelquefois même l'inflammation s'étend au voisinage ; des abcès peuvent se former en dehors du conduit salivaire. C'est à l'inflammation aussi bien qu'à la rétention du liquide sécrété, qu'il faut attribuer le gonflement de la glande. Le plus ordinairement, le conduit n'est pas obstrué. Une dissection attentive faite par M. de Closmadeuc a montré que le canal n'était dilaté qu'au niveau du calcul, et qu'en avant et en arrière il avait conservé son calibre normal. Dans certains cas cependant, la dilatation du canal en arrière du calcul est bien manifeste.

Symptômes.

La *douleur* au-dessous de la langue et sous la mâchoire signale le début de la maladie. Cette douleur s'étend fréquemment à la région parotidienne et à l'isthme du gosier ; deux de mes malades disaient avoir mal à la gorge. La douleur augmente pendant la mastication et même pendant la déglutition ; de là une gêne plus ou moins considérable dans l'exercice de ces deux fonctions. Dans certains cas, la douleur a été d'une violence extrême, et comparable à celle des accès de colique hépatique ou néphrétique. L'un de mes malades m'a dit avoir souvent éprouvé, indépendamment de la douleur, une sorte d'engourdissement dans tout le côté correspondant de la face, et une surdité passagère ; un autre accusait un tintement et une démangeaison dans l'oreille correspondante ; ces sensations s'expliquent parfaitement par les rapports du canal de

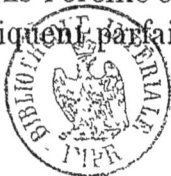

Warthon avec le nerf lingual, branche du nerf maxillaire inférieur, et avec la corde du tympan.

2°. *Tuméfaction de la glande sous maxillaire.* — La présence d'un calcul dans le conduit excréteur de la glande sous maxillaire s'annonce constamment par la tuméfaction de cette glande. On trouve au-dessous de l'os maxillaire inférieur une tumeur de volume variable, mais qui ne dépasse guère le volume d'un œuf de pigeon ; elle est plus ou moins dure, douloureuse à la pression ; la peau qui la recouvre conserve d'ordinaire son aspect normal. Quelquefois elle offre de la rougeur et de la chaleur, et alors la tuméfaction s'étend à la partie inférieure de la face et du cou du même côté.

Presque toujours les malades remarquent que le gonflement de la glande augmente en même temps que la douleur pendant les repas. Chez deux de mes malades, cette augmentation dans les symptômes s'est manifestée surtout lorsque les aliments étaient mélangés de quelque substance irritante, comme du poivre, du vinaigre, de l'ail. Cette particularité s'explique par un fait physiologique mis en lumière par M. Claude Bernard, à savoir que le contact des substances sapides et irritantes avec la muqueuse buccale augmente considérablement la sécrétion de la glande sous maxillaire, et nullement celle des autres glandes salivaires. La salive étant sécrétée en plus grande abondance et trouvant un obstacle à sa sortie, il en résulte une augmentation dans l'engorgement de la glande et dans la douleur.

3°. *Tuméfaction du canal de Warthon.* — Si l'on fait ouvrir la bouche au malade, ce qu'il fait toujours avec une certaine difficulté, on aperçoit ordinairement au-dessous de la langue, sur l'un des côtés du plancher de la bouche, une tumeur peu proéminente, oblongue, plus ou moins dure, quelquefois bosselée, comme lorsqu'elle renferme plusieurs calculs, et faisant suite à une saillie formée par la partie supérieure de la glande sous maxillaire, au niveau de la base de la langue. Si le calcul siége près de l'orifice du canal, cet orifice est plus ou moins tuméfié, entr'ouvert et peut même permettre d'apercevoir le calcul, qui souvent finit par se détacher de lui même. Si au contraire le calcul siége à la partie postérieure du canal, la tuméfaction n'existe qu'au niveau de la base de la langue.

La tuméfaction du canal de Warthon est due tout à la fois à l'inflammation des parois de ce conduit, et à l'accumulation dans son intérieur d'une salive plus ou moins altérée. Elle n'est pas nécessairement permanente, elle peut varier de volume. En effet, on a fréquemment observé que la présence d'un calcul dans le canal de Warthon ne s'accompagnait pas d'oblitération de ce conduit ; une pression exercée sur le trajet du canal, ou sur la glande sous maxillaire, faisait sortir par l'orifice une salive opaline souvent épaissie, floconneuse ou purulente.

Dans le voisinage du conduit salivaire tuméfié, il se forme fréquemment de petits abcès. Souvent aussi la présence du calcul amène l'ulcération des parois du conduit et détermine la formation d'une fistule qui peut donner issue à la concrétion.

Diagnostic.

Le gonflement de la glande sous maxillaire, la douleur qui augmente surtout pendant la mastication, la tuméfaction du canal de Warthon, tels sont les principaux symptômes dont la réunion doit faire présumer l'existence d'un calcul salivaire. Les cas dans lesquels ces symptômes se seraient présentés simultanément sans qu'on ait trouvé de calcul dans le conduit de la glande sous maxillaire, ne paraissent nullement authentiques ; je suis porté à croire que dans ces cas l'exploration avait été insuffisante. Le plus souvent, on peut lever toute incertitude en sondant le canal excréteur, ou la fistule qui s'est formée sur son trajet, à l'aide d'un stylet très-fin ; on arrive ainsi jusque sur le calcul.

C'est à tort que l'on a donné le nom de *Grenouillette aigue* à la tuméfaction du canal de Warthon produite par la présence d'un calcul. Il suffit de comparer les symptômes de la *Grenouillette* proprement dite qui n'est autre chose qu'un kyste développé sous la langue, avec ceux que nous venons de décrire, pour éloigner toute idée d'assimilation entre ces deux maladies.

C'est parce qu'on ignorait les symptômes qui ca-
ractérisent les calculs du canal de Warthon, que
des erreurs toujours préjudiciables aux malades ont
été fréquemment commises. Par exemple, la tumé
faction de la glande sous-maxillaire a été confondue
avec un engorgement scrophuleux, et traitée par
les préparations d'iode. Un malade dont Sabatier
rapporte l'observation; avait subi une application
douloureuse de potasse caustique sur la région de
la glande sous maxillaire. Dans un autre cas, cité
par M. Dourlens, un chirurgien a pris les symp
tômes d'un calcul salivaire pour la manifestation
d'une carie alvéolaire, et a fait successivement
l'extraction de la dent canine et de deux molaires.
Enfin, M. Stansky a pris l'évolution spontanée de
dents rudimentaires pour l'évolution d'un calcul
dans le canal de Warthon.

Pronostic.

Le pronostic des calculs salivaires du canal de
Warthon n'est pas grave en général. Cependant
leur développement donne souvent lieu à des accidents très aigus, à de violentes douleurs ; de plus,
la gêne considérable de la mastication et de la
déglutition peut influer de la manière la plus
fâcheuse sur l'état général de la santé, comme on
le remarque dans ma première observation ; aussi
le médecin ne doit-il pas attendre l'expulsion
spontanée du calcul salivaire, soit par l'orifice
dilaté du canal de Warthon, soit par l'établissement

d'une fistule, comme on en a observé de nombreux exemples. La présence d'un calcul une fois reconnue, il faut en faire l'extraction ; nous ne sommes plus au temps où le savant Eller disait devant l'académie de Berlin : « On craint l'incision nécessaire pour tirer la pierre, et l'hémorrhagie qui « s'ensuit effraie également et celui qui entreprend l'opération et celui qui la souffre ; aussi « abandonne-t-on ordinairement la guérison à la « nature. »

Traitement.

Le procédé d'extraction du calcul varie suivant le siége qu'il occupe ; s'il est très-rapproché de l'orifice du canal, il pourra être saisi avec de petites pinces, ou bien il sera extrait à l'aide d'une aiguille fine, ou avec la pointe d'un tenaculum ; on débriderait l'ouverture si cela était nécessaire. Si la pierre siégeait vers le milieu du canal excréteur, il faudrait inciser sur la tumeur elle-même ; enfin, si le calcul était volumineux et comme enclavé au dessous de la langue, il pourrait être saisi avec des pinces à anneaux et enlevé après des efforts de traction plus ou moins considérables.

Il est un fait important, sur lequel M. le professeur Dénonvilliers a beaucoup insisté, c'est qu'après l'opération, l'ouverture faite au canal de Warthon reste fistuleuse et n'a aucune tendance à se fermer, tandis qu'après l'incision de la gre-

nouillétte, l'ouverture se ferme presqu'immédiate-
ment ; c'est une preuve à ajouter à celles qui dé-
montrent que le siége de la grenouillette n'est pas
le même que celui des pierres sublinguales.

Après avoir terminé l'histoire générale des calculs salivaires du canal de Warthon, je vais rap-
porter successivement les trois observations qui ont
été l'occasion de ce travail.

Première Observation.

*Tumeur sous maxillaire. — Fistule vers la base de la langue.
— Calcul siégeant dans la partie la plus reculée du canal
de Warthon. — Extraction du calcul, guérison définitive.
— Examen physique et chimique du calcul.*

Au mois d'avril 1855, je fus consulté par une
dame âgée de trente-cinq ans environ, qui présen-
tait un engorgement très prononcé de la glande
sous maxillaire du côté gauche ; elle avait en même
temps une fistule s'ouvrant dans l'intérieur de la
bouche, entre la base de la langue et la partie la
plus reculée de l'arcade dentaire. Au dire de la malade, le gonflement de la glande remontait à neuf
années. Cette tumeur était douloureuse au toucher.
La mastication et la déglutition étaient considérablement gênées, sans que pourtant la malade ait
remarqué une augmentation de la tuméfaction ou
de la douleur au moment où elle mangeait. La pa-
role était embarrassée. Plusieurs abcès se formèrent

successivement dans le point où une fistule s'est
établie depuis. La malade mangeait peu; elle mai
grissait et perdait ses forces. Elle s'affectait beau
coup de sa position, et pensait ne pouvoir obtenir
la guérison que par une opération grave, l'ablation
de la glande sous maxillaire. Elle disait s'être sou
mise inutilement à toutes sortes de traitements, et
notamment à l'emploi d'une pommade iodurée et à
des injections de teinture d'iode dans la fistule.

L'introduction d'un stylet dans la fistule, qui
était largement béante, me permit de reconnaître
la présence d'un corps de consistance pierreuse,
et jouissant d'une certaine mobilité. L'orifice fistu
leux étant dilaté avec le stylet, je pus découvrir
une partie de ce corps, dont la coloration était
blanchâtre. Après un examen attentif, je m'arrêtai
à l'idée d'un calcul salivaire occupant le point le
plus reculé du canal de Warthon, au niveau de la
partie supérieure de la glande sous maxillaire;
l'extraction de ce calcul me parut devoir amener
la résolution de la tumeur sous maxillaire, et
faire cesser tous les accidents.

Le trajet fistuleux ayant été incisé, le calcul fut
mis à découvert, puis saisi avec une pince à an
neaux, et enfin enlevé de la cavité dans laquelle
il était enchâssé, après quelques efforts de traction
en divers sens.

Quelques jours après l'opération, l'engorgement
de la glande sous maxillaire avait presque entiè
rement disparu; la gêne dans la mastication et la

déglutition avait cessé. La cavité qui avait logé le calcul restait largement ouverte.

J'ai eu occasion de voir plusieurs fois la malade depuis l'ablation de son calcul salivaire. Sous l'influence de cette guérison, les fonctions digestives se sont rétablies, et l'état général s'est amélioré de la manière la plus remarquable.

Description du calcul. — Le calcul avait la forme et le volume d'une petite noisette. En voici les dimensions exactes : longueur, $0^m, 015^{mm}$; largeur, $0^m, 009^{mm}$; il pesait $1^{gr} 25$. Il était d'une couleur blanc jaunâtre extérieurement, et couvert de rugosités. La section faite avec une petite scie dans le sens du plus grand diamètre a montré qu'il était formé de couches concentriques plus ou moins denses, et d'un blanc grisâtre.

J'ai envoyé un fragment de ce calcul à M. le professeur Pelouze, et j'ai pu en obtenir l'analyse, grâce à l'intermédiaire d'un de mes amis, M. le docteur Marcé, gendre de l'illustre chimiste. Je transcris la note qui m'a été remise par M. Girard, préparateur de M. Pelouze, sous les yeux duquel l'analyse du calcul salivaire a été faite : « Le calcul « salivaire est composé d'une manière presque « essentielle de carbonate de chaux et de phosphate « de chaux. On y trouve aussi un peu de phosphate « ammoniaco magnésien, une matière organique « azotée de nature indéterminée (et pas d'acide « urique). Le cyanoferride de potassium semble y

« indiquer en outre des traces de zinc ; mais je
« n'ose affirmer ce dernier point d'une manière
« absolue, tant le précipité est faible. »

Deuxième Observation.

Tumeur sous maxillaire. — Induration du canal de Warthon.
— Abcès à l'orifice de ce canal. — Ouverture de l'abcès.
Issue d'un petit calcul.   Disparition de tous les accidents.

En 1856, M. L***, âgé de trente cinq ans environ,
m'ayant consulté pour un embarras gastrique avec
fièvre, se plaint en même temps d'un engorgement
sous maxillaire, douloureux à la pression. Il fait
remonter cet engorgement à six ans ; à la suite
d'une partie de chasse, il ressentit une sorte de
mal de gorge, et en même temps une tuméfaction
se montra au-dessous de la mâchoire, du côté
droit. Depuis cette époque, la tumeur a persisté
avec des alternatives d'augmentation et de dimi-
nution. La pression en était douloureuse, et pro-
voquait habituellement l'issue d'une petite quantité
de pus au-dessous de la langue. La mastication
était gênée et amenait fréquemment une augmentation de volume et un endolorissement de la glande
engorgée. Cette exacerbation des symptômes, pendant la mastication, avait lieu surtout quand les
aliments contenaient quelque substance irritante ,
comme de l'ail, du poivre, de la moutarde, du
vinaigre ; dans ces circonstances, la douleur s'éten-
dait à la région parotidienne et à tout le côté droit
de la face qui était comme engourdi ; il y avait même
une surdité passagère.

Depuis un an au moins, M. L*** a senti dans la bouche, sous le côté droit de la langue, une petite dureté qui lui paraissait du volume d'un pois.

En examinant le plancher de la bouche, je dé couvre en effet un point dur sur le trajet du canal de Warthon, au voisinage de son orifice. En arrière de ce point, le canal de Warthon n'est pas sensi- blement tuméfié ni dilaté ; la pression sur la glande ne détermine plus l'issue d'aucun liquide, et l'ori- fice du conduit salivaire paraît oblitéré. J'ai vaine- ment tenté d'y introduire un stylet fin. Quelques jours après un petit abcès se forme à l'orifice du canal, il est ouvert avec la pointe du bistouri ; puis un stylet cannelé est introduit dans la cavité, et poussé dans la direction du canal, de manière à permettre d'agrandir l'incision.

Le canal ayant été ouvert largement, il s'échappe un petit calcul du volume d'une lentille, et en même temps une cuillerée environ d'un liquide visqueux et opalin, ayant l'apparence du blanc d'œuf.

Quelques jours après cette petite opération, le gonflement de la glande sous·maxillaire avait di- minué considérablement et la gêne de la mastica- tion avait disparu.

J'ai revu le malade depuis cette époque, et j'ai pu constater sa guérison définitive.

Troisième Observation.

Tumeur sous maxillaire. — Léger gonflement du canal de Warthon. — Très petit calcul à l'orifice de ce canal ; son origine paraît avoir été l'introduction d'un fragment d'arête de poisson. — Elimination spontanée de ce calcul. — Disparition des accidents.

M. T***, âgé de 28 à 30 ans, raconte que vers le 15 novembre 1856, en mangeant du brochet, il ressentit tout-à-coup de la douleur et une gêne considérable au-dessous de la langue, comme si une arête s'était enfoncée en ce point; malgré le soin qu'il mit à explorer avec le doigt le plancher de la bouche, il ne put rien découvrir. Néanmoins, la gêne persista pendant deux jours, et la mastication était très difficile. En même temps la glande sous maxillaire gonfla et devint douloureuse surtout à la pression. L'engorgement a subsisté depuis cette époque ; il augmente quelquefois en mangeant, surtout quand des substances irritantes, telles que du poivre ou du vinaigre, sont mélangées aux aliments.

M. T*** accuse en même temps une démangeaison très-vive, et une sorte de tintement dans l'oreille du même côté ; il sent au dessous de la langue un petit bouton. L'inspection de la bouche montre que les deux orifices des canaux de Warthon sont rouges et tuméfiés, mais principalement celui du côté gauche. De ce côté, il existe un point blanc qui paraît dû à l'existence d'un petit calcul salivaire. Le canal de Warthon du même côté est légèrement tuméfié. En appuyant le doigt sur son trajet, on ne fait pas sortir de salive.

Le 7 décembre, le malade nous annonce que la veille une pierre du volume d'une graine de chè nevis est sortie en-dessous de la langue, et qu'il a achevé de la détacher avec l'extrémité de l'ongle. Il a conservé cette pierre, et a eu l'obligeance de me la remettre. Il ne s'est pas aperçu d'un écoulement de salive plus considérable, à la suite de l'extraction. Depuis ce moment, toute gêne a disparu.

L'examen du petit calcul montre sur un point de sa surface une légère saillie formée par un corps étranger qui est probablement un fragment d'arête.

Le 9, je constate que la glande sous maxillaire est rentrée à peu près dans ses limites normales ; l'orifice du canal de Warthon a une coloration rosée, et laisse sourdre la salive quand on comprime le conduit.

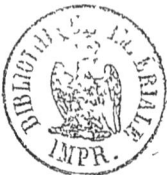

www.ingramcontent.com/pod-product-compliance
Lightning Source LLC
Chambersburg PA
CBHW050435210326
41520CB00019B/5934